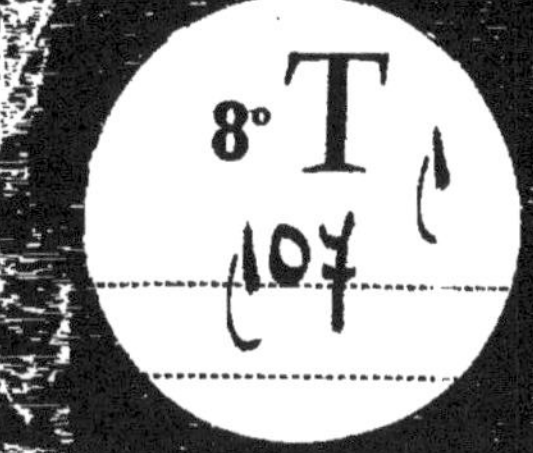

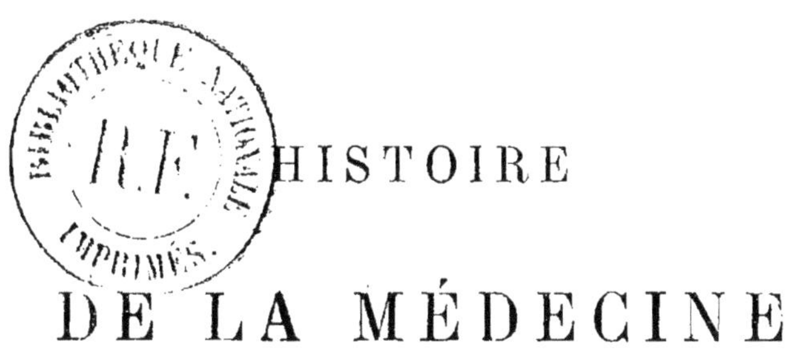

HISTOIRE
DE LA MÉDECINE

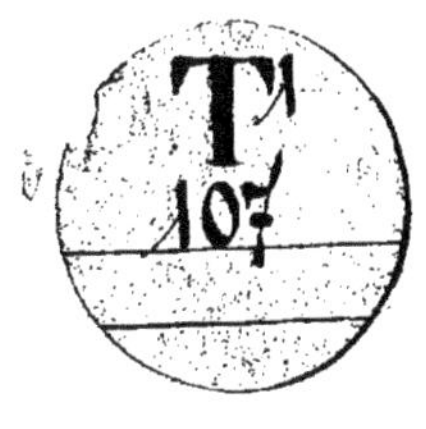

PUBLICATIONS DU *PROGRÈS MÉDICAL*

FACULTÉ DE MÉDECINE DE PARIS

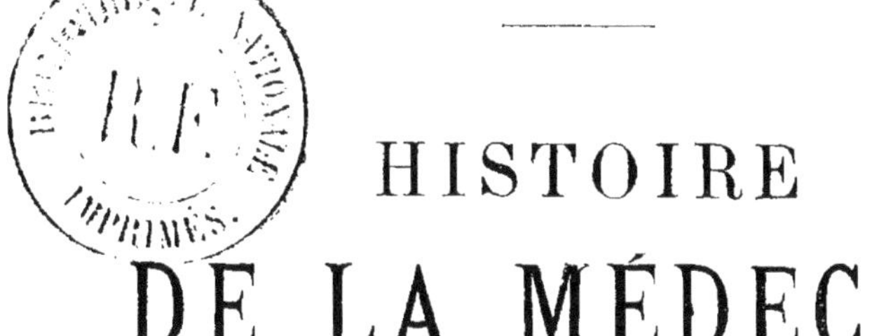

HISTOIRE
DE LA MÉDECINE

LEÇON D'OUVERTURE

PAR

Le Pr BRISSAUD

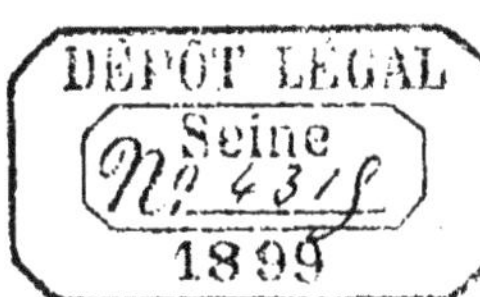

PARIS

AUX BUREAUX DU
PROGRÈS MÉDICAL
14, Rue des Carmes, 14

FÉLIX ALCAN
ÉDITEUR
108, Boulevard Saint-Germain, 108

1899

HISTOIRE

DE LA MÉDECINE

Messieurs,

Votre accueil me touche plus que je ne saurais dire. Mais permettez moi d'abord de remercier Monsieur le Doyen qui veut bien me présenter lui-même à vous. Je suis grandement honoré de recevoir ici de lui l'investiture définitive. C'est pour moi un précieux gage de confiance, car, Messieurs, notre Doyen n'a pas de plus grand souci que votre travail, vos efforts et le renom glorieux de notre école. C'est bien ce qui fait aussi que ma responsabilité me paraît si grande.

En vous témoignant ma reconnaissance, Monsieur le Doyen je m'adresse à tout le Conseil de la Faculté que vous représentez, et dont la sympathie unanime m'a profondément touché. J'aurai le courage d'avouer que cette unanimité m'effraie, en ce moment, presque autant qu'elle me touche, ce qui n'est pas peu dire. J'ai grand peur qu'elle ne se soit fait illusion. L'affection trop bienveillante de quelques-uns de mes maîtres a fait prévaloir leur partialité. S'ils n'avaient eu à attendre de moi que de la bonne volonté et des efforts, leur choix ne se serait pas égaré. Mais il s'agit de bien autre chose. J'espère du moins qu'ils voudront bien ne pas me juger trop sévèrement dès aujourd'hui. En face d'eux, je n'aurai ni la prétention ni la liberté de parler sur un autre ton que celui qui convient à leur élève. Je les sens trop près de moi ; et je suis mal à l'aise pour dire, comme je le voudrais, non pas la gratitude que je leur ai vouée, mais les motifs de cette gratitude qu'ils ne pourraient s'empêcher d'entendre. Ma franchise les offusquerait. En tout cas Messieurs, lorsque le jour sera venu pour vous de faire un retour sur le passé, vous éprouverez, vous aussi, j'en suis bien sûr, une grande douceur à vous dire : « C'est moi qui ai choisi mes maîtres, c'est moi qui suis allé à eux ; je ne leur étais rien ; ils ne me connaissaient même pas de nom, et cependant ils m'ont accueilli dès le premier jour, et ils m'ont ensuite prodigué les mêmes soins, la même sollicitude que si c'étaient eux qui m'eussent choisi. » Mes maîtres à moi, Messieurs, ont si bien fait que j'en suis presque venu à le croire.

Au nombre déjà trop grand de ceux que j'ai perdus il en est dont je tiens à prononcer les noms : d'abord, Féréol, mon oncle, qui personnifiait la conscience professionnelle, le désintéressement et, en tout, l'honneur; puis Broca, Lasègue, Charcot. Ces trois noms figureront dans la postérité parmi les plus grands et les plus glorieux. Notre Faculté les revendique avec orgueil. J'aurai à les citer bien souvent ; et vous pensez si, chaque fois, je serai fier en me rappelant que j'ai été guidé, conseillé, — et pourquoi ne pas le dire puisque c'est la vérité ? — protégé et favorisé par de tels maîtres.

* * *

Messieurs, vous attendez aussi de moi un hommage à la mémoire du professeur regretté, dont la Faculté a bien voulu me confier la succession. M. Laboulbène a occupé pendant vingt ans la chaire d'Histoire de la médecine et de la chirurgie. Vous savez avec quelle rigueur il comprenait son devoir et avec quel zèle il le remplissait. Il faut reconnaître qu'il y eut d'autant plus de mérite que ses travaux antérieurs ne l'y avaient pas spécialement préparé. Une prédilection déclarée pour l'anatomie pathologique et surtout pour la parasitologie lui avait fait espérer un enseignement plus conforme à ses goûts et à son incontestable compétence. Cependant son activité lui permit de satisfaire aux exigences de ses fonctions nouvelles et aux recherches personnelles qui ne cessèrent d'alimenter sa curiosité laborieuse. Je n'ai pas à vous parler de son œuvre scientifique. MM. Jaccoud, Blanchard, Rendu, bien plus qualifiés que moi pour en apprécier la valeur, lui ont consacré d'éloquents éloges. Il m'appartient seulement de vous rappeler en quelques mots les services rendus à notre école, c'est-à-dire à vous-mêmes, par M. Laboulbène pendant les vingt années de son professorat.

Comme il avait toute latitude pour restreindre ou étendre son programme, il avait pris le parti de passer séparément en revue les grandes époques de l'histoire médicale. Il étudia ainsi tour à tour la série des livres hippocratiques, la médecine de Celse, la période des Arabes, puis, entre-temps, rompant avec l'ordre chronologique, la période moderne où le ramenait sans cesse, malgré lui et par une sorte d'attraction irrésistible, la grande figure de Sydenham. Il avait eu l'heureuse idée de résumer chaque année, dans les premières leçons de son cours, les faits importants, les découvertes, les résultats du travail accompli, soit en France soit à l'étranger, pendant l'année précédente. Il a été ainsi l'historiographe de la médecine et de la chirurgie pour le dernier quart du siècle qui va finir; et sa robuste santé en laquelle il avait confiance semblait lui assurer qu'il poursuivrait sa tâche jusqu'au terme prévu de sa carrière professorale. Un mal qui ne pardonne pas vint lui ôter cette espérance. Au commencement du dernier semestre d'hiver, il dût se résigner à quitter sa chaire, et il n'y a plus reparu.

Ceux de vous qui l'ont écouté et suivi, garderont certainement le souvenir de ce maître consciencieux et méthodique, toujours égal à lui-même, dont les leçons soigneusement préparées n'admettaient aucun oubli, aucune négligence. Il s'exprimait sans artifices, facilement, simplement, avec entrain et conviction, sur un ton tant soit peu dogmatique, comme il convient du reste, quand on cite Aristote. Il était doux et affable. Vous vous rappellerez que dans les jurys d'examen son indulgence ne s'arrêtait qu'à cette extrême limite au-delà de laquelle la justice n'est qu'un nom. Enfin il savait se rendre aimable à tous, sans effort, et par le charme de sa bonhomie heureuse et bienveillante, discrètement agrémentée du parler chantant de la Gascogne.

Messieurs, j'hésite à évoquer un souvenir strictement personnel, mais c'est un besoin de mon cœur, et si je m'adresse à votre cœur, je suis sûr que vous me pardonnerez. Il y a seize ans, à une époque où la découverte de la sérothérapie antidiphtérique n'avait pas encore immortalisé le nom d'un des plus grands bienfaiteurs de l'humanité, notre cher compatriote Roux, une épouvantable épidémie de diphtérie maudite s'abattit sur ma famille et ce fut un désastre. Nous ne savions quand la Mort en aurait assez. Dans notre détresse, on vint de tous côtés à notre secours, et, parmi tant de maîtres ou d'amis empressés, M. Laboulbène fut un des premiers. Voilà ce que je tenais à dire ici, à la place qu'il a occupée.

* * *

Maintenant, Messieurs, je m'adresse à vous, et à vous aussi je dis un merci bien sincère. Vous avez voulu me faire plaisir dès notre première entrevue et vous y avez réussi, je vous assure. Vous avez d'ailleurs oublié que le nouveau venu, qui est désigné pour vous donner une part d'instruction, sera également appelé à être souvent votre juge, et peut-être quelques-uns d'entre vous seront-ils disposés à le trouver sévère. Je leur sais gré de leur crédit généreux.

Votre sympathie est d'ailleurs multipliée par la présence d'un grand nombre de mes collègues que je distingue parmi vous, de condisciples, de camarades, de bons compagnons de fortune ou d'infortune, selon les jours, à qui je dois beaucoup de ce que j'ai pu apprendre. Car le travail en commun, qui est une condition nécessaire de nos études, ajoute aux plus précieuses amitiés l'obligation d'un véritable enseignement mutuel, qui est une des plus grandes ressources de notre instruction médicale. Ces amis-là sont donc aussi pour moi des maîtres que je salue avec reconnaissance.

Messieurs, il est naturel que les leçons auxquelles vous êtes accoutumés vous aient rendus difficiles. C'est donc un grand honneur que d'avoir charge de vous. Vous devinez bien comment je comprends cet honneur. En tout cas ce n'est pas à la façon de certain prélat, célèbre en son temps, et dont quelques-uns d'entre vous peuvent avoir entendu parler. L'histoire raconte que l'évêque Manassé, appelé à occuper le siège archi-épiscopal de Reims, se serait écrié en soupirant : « L'archevêché de Reims serait bien bon, s'il ne fallait pas y chanter la messe ! » Eh bien Messieurs, je n'admets pas cette restriction et je vous déclare, quant à moi, que je serai très heureux de chanter ici ma messe de toute ma foi, de toutes mes forces, comme au village ; et l'honneur qui me satisferait largement serait que quelques fidèles voulussent bien m'écouter sans trop d'indifférence ni de déplaisir.

Combien d'entre vous répondront à mon appel et resteront groupés autour de moi ? En présence de votre affluence éphémère je n'ose pas y songer ; j'aime mieux laisser cela dans le vague. L'étude de l'histoire de la Médecine, tout attrayante qu'elle soit, a un grand tort : elle ne figure pas au programme des examens. Rassurez-vous : je ne ferai aucune démarche secrète pour qu'on l'y introduise. Cependant il n'est peut-être pas inutile que vous sachiez que le vœu en a été exprimé depuis longtemps, à maintes reprises et par des voix bien plus autorisées que la mienne. Andral, Malgaigne, Littré, Verneuil ont soutenu par la plume et par la parole que l'Histoire de la Médecine et de la Chirurgie avait son utilité immédiate, et que, justifiant un enseignement spécial, elle comportait des épreuves et une sanction. La question a été tranchée dans un sens qui garantit toute votre sécurité.

Mais ce caractère d'utilité impérieuse, qu'on invoquait à juste titre, n'est probablement pas celui que vous supposez. Si l'on s'en rapportait à vous, le professeur, qui n'a pour guide que votre intérêt, se laisserait aller facilement à ne vous enseigner que l'histoire contemporaine, c'est-à-dire celle des notions ou des découvertes récentes, qui datent d'hier, que vous pourrez mettre à profit demain, et qui, somme toute, font déjà et définitivement partie du domaine historique. En s'interdisant de remonter plus haut dans le passé, il abuserait du privilège qui supprime pour lui toutes les limites de programme et qui lui laisse presque en tout carte blanche. Il manquerait au premier devoir que lui impose le titre même de la chaire qu'il occupe. Je viendrai donc soutenir à mon tour que l'enseignement de l'Histoire de la Médecine — et de toute cette histoire — est un complément indispensable de l'instruction que vous recevez dans cette Faculté, dont quelques-uns rêvent de faire une Ecole exclusivement professionnelle.

* * *

Sans doute, Messieurs, la plupart d'entre vous seront praticiens. Mais parce que vous aurez des clartés de tout, vos aptitudes pratiques en seront-elles diminuées ? Bien au contraire, et vous le savez aussi bien que moi. Il ne faut pas, disait notre vieil Ambroise Paré, que les arts soient *cabalisés*. Ils doivent être tous à tous. Et le moyen ? C'est toujours cette culture désintéressée de l'esprit que, seuls, peuvent entretenir et développer les maîtres de la littérature médicale et chirurgicale. Or, cette littérature compte d'incomparables chefs-d'œuvre. Assurément elle est spéciale par certains côtés, mais elle n'est pas hermétiquement fermée; bien loin de là. Vous voyez même les écrivains d'aujourd'hui, ceux du roman, de la critique, du théâtre et jusqu'à ceux de la poésîe, y pénétrer librement et lui faire de larges emprunts. Elle est assez généreuse et assez riche pour se laisser faire.

Ne doutez pas, Messieurs, que cette littérature soit la bonne école de la pensée. Lisez Bordeu, Bichat, Laënnec, Claude Bernard : à tous ceux-là nous devons des monuments impérissables, et les trésors qu'ils y ont accumulés vous appartiennent, car ces maîtres de nos maîtres, n'écrivaieut plus en latin; ils savaient bien qu'ils disposaient de la plus belle langue pour s'exprimer dans le plus beau langage. Et cette langue, c'est notre langue maternelle, cette langue si saine, si souple, si alerte, si franche, qu'elle est le plus pur reflet de la pensée elle-même, et que nous trouvons tout naturel, nous français (comme si c'était déjà une chose si simple et si facile), qu'il suffise de bien penser pour savoir bien dire. Vous n'en verrez pas de preuves plus manifestes que dans les ouvrages mêmes qui traitent spécialement de l'histoire de la Médecine. Donnez-vous simplement le plaisir de comparer les élucubrations embroussaillées d'un Sprengel avec l'élégante érudition d'un Littré ou d'un Daremberg.

Admettez, Messieurs, que cette littérature médicale ne soit qu'un passe-temps ; et les modèles qu'elle nous offrira pourront encore exercer sur nous, une influence très heureuse et très salutaire. C'est là que nous trouvons l'exemple de ce qu'on peut appeler la bonne tenue dans le langage. Chose regrettable, les discussions entre savants ne sont pas toutes empreintes de cette vertu si rare, la tolérance, qui est, selon Voltaire, « la marque d'un esprit bien fait. » La plupart du temps, à la seule différence de ton des adversaires, vous reconnaîtrez sans peine de quel côté est le bon droit. Parmi les controverses scientifiques que l'histoire a enregistrées, il en est que vous connaissez déjà : par exemple celle de Riolan et de Harvey. S'il vous prend la fantaisie de lire dans son texte l'argumentation de Riolan, vous éprouverez autant de confusion que de surprise, en songeant que de pareilles injures, presque des grossièretés étaient prononcées par un ex-archidiacre de notre Ecole et qu'elles s'adressaient à un honorable collègue, qui était, par surcroit, premier médecin du roi d'Angleterre, et qui devait, dans la postérité (mais cela Riolan l'ignorait), s'appeler Harvey tout court. Lisez enfin les réponses de Harvey. Vous n'y trouverez non seulement aucun mot malsonnant mais pas une phrase dont le tour ne soit d'une courtoisie irréprochable.

Lisez la discussion de Broussais et de Laënnec. Broussais vous apparaîtra comme un mauvais querelleur dont le talent fougueux, merveilleux, s'il servait la bonne cause, ne devait pas recourir aux invectives et encore moins aux insinuations malveillantes. Ensuite lisez Laënnec et comparez. La langue scientifique n'a jamais été plus simple, plus modeste, plus persuasive, ni plus digne.

De Riolan, de Broussais, que reste-t-il ? Tout juste le

souvenir de beaucoup de bruit pour rien, tandis que Harvey et Laënnec sont nos plus grandes gloires.

Mais c'est surtout dans les revendications de priorité que cette intempérance de langage se donne libre cours. Vous ne constaterez rien de semblable chez les savants qui se bornent à exposer des faits et à en tirer les conséquences. Lisez Haller, Jenner, Bichat, Corvisart, Bouillaud, Duchenne (de Boulogne), Villemin; lisez et relisez la note de Pasteur *sur l'extension de la théorie des germes à l'étiologie de quelques maladies communes*. Comme tout cela nous fait oublier les polémiques frisant le scandale, où les personnalités se heurtent! L'histoire nous apprend que les querelles violentes ne servent guère les vrais intérêts de la science. Elles ne sont qu'un prétexte; presque toujours c'est un autre intérêt qui est en jeu. Il faut laisser de tels moyens à ceux pour qui le prétendu sacerdoce médical ou chirurgical se réduit aux procédés habituels de l'offre et de la demande. Ceux-là sont bien loin de leurs humanités. D'ailleurs ils n'ont guère plus de souci du bon français que de leurs premières études de latin ou de grec. Si beaucoup d'entre eux connaissent encore l'étymologie du mot *dichotomie*, bien peu seraient en état de dire ce que signifie le mot *stéthoscope*.

Lisez donc Laënnec; car c'est notre bon livre. Il renferme autre chose que l'analyse des souffles et des râles. Lisez simplement la préface de la seconde édition. Elle n'est pas longue et c'est une grande leçon, qui élargit tous nos horizons et nous fait voir très haut tous nos devoirs.

Je ne m'étendrai pas davantage sur ce point. Car maintenant j'ai hâte de vous renseigner sur le but que nous poursuivrons et sur les moyens que nous emploierons pour l'atteindre.

* * *

L'histoire de la Médecine peut être envisagée à des points de vue très différents et nous avons, fort heureusement, la liberté de choisir le nôtre. La recherche des documents qui nous fournissent les matériaux de cette étude est des plus séduisantes. C'est l'Érudition. Elle se propose de découvrir les sources et d'apprécier le parti qu'on en peut tirer. Malheureusement, je ne suis pas érudit. J'aime mieux vous l'avouer avant que vous ne vous en aperceviez vous-mêmes. J'ajouterai, si cela pouvait passer pour une excuse, que, peu à peu, les sources s'épuisent, et que la plupart sont complètement taries. Il existe bien encore à la Bibliothèque Nationale un vieux fonds d'auteurs arabes dont on n'a jamais secoué la poussière. A supposer qu'ils fussent traduits, nous n'y trouverions guère, paraît-il, que des copies ou des commentaires de Rhazès et d'Avicenne. L'érudition n'aurait donc plus à compter que sur la littérature indoue et sur la littérature sino-japonaise qui passent pour nous cacher des trésors... Si vous y consentez, nous nous résignerons ensemble à attendre qu'on nous les révèle.

Un autre point de vue est celui de la Chronologie pure.

La médecine a subi une évolution dont les épisodes principaux se repèrent aisément sur les événements de l'histoire générale. On peut donc suivre pas à pas cette évolution, parallèlement à la succession des faits historiques. La méthode paraît d'abord très simple. Elle ne l'est pas en réalité. Elle manque de précision et de franchise. C'est moins de l'histoire de la médecine, à proprement parler, que de l'histoire à propos de médecine, ou de la médecine à propos d'histoire. Tournons-nous donc d'un autre côté.

Si nous abandonnons l'ordre chronologique, si même nous renonçons à étudier telle ou telle partie de l'histoire pour ne considérer que telle ou telle partie de la médecine, les sujets étant plus concrets, deviennent aussi plus simples, plus faciles à exposer et à comprendre, par là même plus instructifs, sans que leur portée générale en soit diminuée. Et alors nous n'avons plus que l'embarras du choix : l'anatomie, la physiologie, la pathologie médicale et chirurgicale, la pathologie générale, c'est-à-dire la doctrine, la thérapeutique, l'hygiène, l'obstétrique, la médecine légale, voilà autant de sujets dont l'ensemble constitue le programme même de vos études journalières et qui, séparément, peuvent fournir la matière de tout un cours d'histoire.

Il me semble qu'il n'y a pas à hésiter. Et puisque la pathologie, c'est-à-dire la connaissance des maladies est la base même des notions médicales, puisqu'elle est aussi indispensable au médecin que le dessin est indispensable au peintre, puisqu'elle est — passez-moi cet emprunt — la probité de l'art médical, c'est l'histoire des progrès de cette science qui doit, en bonne logique, nous occuper la première. Vous remarquez que je parle seulement des progrès, en d'autres termes, des vérités conquises, ce qui limite déjà notre champ. S'il fallait nous attarder aux erreurs, nous n'en finirions jamais. Pourtant, penserez-vous, cette vérité conquise aujourd'hui ne devrons-nous pas y renoncer demain? Ne sera-t-elle pas redevenue l'erreur? Pas nécessairement. Certaines conquêtes peuvent être proclamées définitives. Pour d'autres il faut hésiter. Mais encore, les sacrifices qu'elles ont coûtés ne sont-ils pas irrémédiablement perdus.

* * *

Au siècle dernier un médecin philosophe, Vandœveren, — c'est une espèce éteinte que celle des médecins philosophes, et ce n'est vraiment pas dommage — rédigea une dissertation *Sur les erreurs des médecins et leur utilité.* Rien que ce titre est très encourageant ? Quoi qu'il en soit, Vicq d'Azyr s'empara de la dissertation de Vandœveren, et, lui fit, de sa plume académique, l'honneur d'un élogieux et brillant commentaire. Avec une restriction, il est vrai : Vicq d'Azyr ne reconnaît l'utilité des erreurs qu'à la condition qu'elles aient pour auteurs des hommes de génie. Ceci est moins encourageant; c'est le revers de la médaille. Mais, en fait, la thèse est absolument juste, et Vicq d'Azyr ne prévoyait pas qu'une erreur du plus illustre pathologiste de son siècle, Stahl, lui en fournirait l'argument le plus péremptoire. En effet, du vivant de Vicq d'Azyr, on commençait à critiquer sur le ton d'un doux scepticisme, la *matière frigorifique* de Schmidt, l'*air fixe* de Black et l'*air nitreux* de l'abbé Fontana. Et, dans le même temps, le *phlogistique* de Stahl régnait encore dans toute sa gloire. Or il n'est pas douteux que Stahl a suscité Lavoisier; et il se trouve, par un singulier retour, que c'est Lavoisier qui a le plus contribué à perpétuer la célébrité de Stahl. Si, comme je le suppose, beaucoup d'entre vous ignorent les noms de Schmidt, de Black et de l'abbé Fontana, ce n'est pas que les erreurs de ces savants soient, au fond, bien différentes de celle de Stahl; c'est qu'elles sont — si l'on peut employer un pareil terme — moins belles; c'est qu'elles ne méritaient pas la réfutation d'un Lavoisier, c'est que le Progrès, en un mot, ne leur est redevable de rien.

Cet exemple suffira, je pense, pour marquer l'opposition de deux sortes d'erreurs. Les unes, les plus nombreuses, qui, sous la forme de milliers de petits volumes malpropres et insipides encombrent par kilomètres les rayons de nos bibliothèques, doivent être résolument abandonnées. Les autres, qui ont indirectement servi le progrès, qui en font en quelque sorte partie intégrante, qui ont, par conséquent une importance classique, nous appartiennent et doivent être retenues.

* * *

Mais, tout de suite, se pose une question préalable. Est-il si facile de les distinguer les unes des autres ? Oui, le plus souvent. Non seulement pour la pathologie mais pour toutes les parties des sciences médicales comme pour toutes les sciences d'observation, l'histoire est en mesure de nous fournir les éléments d'un jugement impartial et sûr. Quelle a donc été, dans la suite des temps, la condition essentielle du Progrès ? C'est un certain esprit d'initiative et d'indépendance, qui exige l'action, qui admet toutes les audaces, qui ne recule pas devant la révolte et j'ajouterai la révolte à main armée. J'ai hâte de m'expliquer ; car cette révolte je vous la prêcherai sans concessions et sans trêve, parce qu'elle est, de toute évidence, la morale même de l'histoire de la médecine. Partout où on la trouve l'erreur même n'a jamais été en pure perte. Vous savez bien, d'autre part, qu'elle n'a plus, de nos jours, rien de tellement redoutable. Elle ne se réclame pas de la force brutale, elle n'entraîne pas comme jadis l'effusion du sang humain. Enfin c'est Monsieur le Doyen qui vous en fournira les armes. Ces armes vous les avez devinées. Ce sont toutes celles dont l'arsenal fait la puissance de la technique moderne. C'est le perfectionnement continu de la technique qui a, peu à peu, dégagé la science d'une prétendue philosophie qui l'étouffait ; et ce seront encore dans l'avenir, comme dans le présent, les succès de la technique qui marqueront les étapes du Progrès. Mais le maniement de cet outillage ne s'apprend pas en un jour. Il faut donc travailler de vos mains; appliquez-vous à devenir habiles, soyez ingénieux si vous le pouvez, enfin soyez dès à présent de bons apprentis pour devenir plus tard de bons ouvriers. Bichat, Magendie, Flourens, Claude Bernard l'ont bien été : ceux-là étaient de bons ouvriers du cerveau et de la main, qui n'admettaient pas que la science, « voulut être crue sur parole ». D'ailleurs un joli vers nous dit « Que l'esprit va son train lorsque la main travaille »; et c'est, en effet, le travail de leurs mains qui a donné à leur pensée tout son essor. L'avenir décidera s'ils se sont trompés. Peu importe; leurs erreurs mêmes auront été fécondes.

Enfin, Messieurs, la technique n'a pas affranchi uniquement la physiologie expérimentale, mais toutes les sciences qui touchent à la médecine de près ou de loin : l'anatomie, la chimie médicale, la thérapeutique, la séméiologie elle-même. Vous savez cette histoire; elle tient en quelques mots. Galien avait emprunté à Hippocrate un chapitre du *Traité de la nature de l'homme*, qui renfermait tout un système de pathogénie. L'organisme est imprégné par quatre humeurs fondamentales, à chacune desquelles correspond un tempérament distinct. Toutes les maladies sont produites ou favorisées par l'excès d'une ou de plusieurs de ces humeurs, car l'excès de chacune constitue déjà un *tempérament morbide*.

Jamais aucun système ne fut plus hypothétique, mais jamais non plus aucun système ne fut plus simple; et c'est sa simplicité même qui le sauva. Pendant douze siècles, la médecine plia sous la domination autocratique de la théorie des quatre humeurs et des quatre tempéraments. On avait traduit Galien. On en traduisit les traductions, on en commenta les commentaires. Là se bornait toute la science; et il faut bien reconnaître qu'il n'en pouvait guère être autrement.

* * *

La longue succession de tourmentes et d'orages politiques qui remplit tout le Moyen-Age ne devait laisser à l'étude que peu de loisirs. Quelques moines — ceux qui ne bataillaient ni ne mendiaient — travaillaient encore dans le calme relatif des cloîtres. Grâce à eux les traditions et les monuments du passé furent sauvés du naufrage. Leur gloire obscure doit survivre à l'oubli de leurs noms; d'autant qu'ils nous ont donné, d'après les Pères de l'Eglise, nos premières leçons de déontologie et de dignité professionnelle. Mais ils avaient étendu la main sur tout, et la médecine ne pouvait leur échapper. Elle avait une doctrine; ils en firent un dogme.

Le dogme se suffit à lui-même, il n'encourage pas la curiosité; il la condamne. L'obscurité fait en partie sa force. Il réprouva donc toutes les recherches, à commencer par les dissections. Car la créature humaine, œuvre de Dieu, est sacrée. Elle doit attendre jusqu'au jugement dernier la résurrection de la chair. Malheur à qui osait y toucher! D'ailleurs, les médecins pouvaient bien se contenter de l'anatomie du chien et du porc. Et puis Erasistrate, le païen, n'avait-il pas ouvert des cadavres humains? Il n'était pas défendu de s'en rapporter à Erasistrate. Le pape seul avait donc le droit de lever l'interdiction; et c'est seulement au commencement du XIVe siècle que Mundinus (de Luzzi) obtint du Saint-Siège l'autorisation exceptionnelle d'ouvrir les corps de deux femmes, sur la promesse qu'il ensevelirait leurs débris en terre sainte et qu'il ferait dire une grand'messe pour le repos de leur âme. Mais cent ans s'écoulèrent encore avant qu'on ne vit une dissection à Paris. Enfin, en 1556, le chancelier de la Faculté de Médecine de Montpellier, Rondelet, célébrait l'inauguration du premier amphithéâtre d'anatomie et y pratiquait l'autopsie de son propre enfant.

Nous nous demandons aujourd'hui ce que pouvait bien être une médecine sans anatomie. Et cependant, la technique anatomique ne date que de cette époque. Mais alors quels rapides progrès ! Moins de deux siècles suffisent pour éclairer les principaux mystères de la structure humaine. Presque dans le même temps, le microscope fait des prodiges et sa technique spéciale va révéler tout un monde.

Pourtant, ne croyez pas que cette révolution fut saluée avec enthousiasme par les rares médecins que n'avait pas disciplinés l'héritage scolastique de Galien. Ceux-là, aussi bien que tous les autres, étaient trop fiers pour mettre, comme on dit, la main à la pâte. Et puis l'anatomie ne leur semblait pas tellement nécessaire. A quoi bon l'anatomie, quand il suffit de tâter le pouls, regarder la langue, et se retirer en ouvrant la main ? Aux yeux de presque tous, l'innovation la plus prudente, l'expérience la plus discrète caractérisaient l'apostasie. La thérapeutique était écrite, une fois pour toutes, dans le *De modo medendi*. C'était comme une Bible dont il fallait accepter la lettre. Car douter de la lettre, c'est douter de l'esprit. Notre religion médicale avait donc, non-seulement ses fidèles, mais encore ses dévots, ses fanatiques, ses illuminés. Et comme elle eut parfois ses hérétiques, elle eut aussi ses justiciers... Tout cela, parce que les mains restaient inactives, et que le cerveau, perdu dans l'abstrait, s'abandonnait aux divagations les plus folles.

* * *

Vous prévoyez donc quel accueil pouvait attendre de ses contemporains un médecin qui, non content de bafouer le rituel des cérémonies scolaires et de protester contre l'infaillibilité de la parole écrite, se livrait lui-même à toute une cuisine suspecte, faisait bouillir des urines, maniait le soufre, l'arsenic et le vif-argent! On l'appelait bête féroce, suppôt du diable, distillateur impudent, insolent souffleur de cendres, castrat... j'en passe, et j'y suis obligé. Ces aménités confraternelles vous le désignent assez. C'était Paracelse. Il allait de ville en ville, traînant après lui, en un grotesque équipage, son attirail d'alambics incompris et de marmites séditieuses. Il jetait l'effroi parmi les maîtres graves chargés de conserver aux néophytes la virginité de leur foi galénique. Partout on le repoussait avec horreur, et il lui fallait bien se résigner à partir, à chercher fortune ailleurs. Mais il maudissait à son tour les pontifes qui le chassaient du temple, et leur criait : « Je serai, un jour, votre maître à tous ! C'est vous qui me suivrez, et c'est vous qui nettoierez mes fourneaux ! » Et il ne se trompait pas.

La technique chimique, si rudimentaire qu'elle soit, a certaines exigences. Un préparateur d'abord est toujours indispensable. Les élèves qui pouvaient le seconder étant excommuniés d'avance, Paracelse n'avait pas le droit d'être difficile dans le choix de ses collaborateurs. On lui reprochait de n'avoir pas la main heureuse; et le fait est qu'en dehors du séjour qu'il fit à Bâle, où il acquit le plus de notoriété, ses disciples ne lui restèrent pas longtemps fidèles. Il nous en a dit lui-même la raison : « J'ai eu vingt et un élèves; ils sont tous morts de la main du bourreau ». Il travailla donc presque seul, et c'est sans doute cet isolement qui a rendu son activité relativement inféconde. Mais la passion et l'habitude de l'expérimentation lui avaient ouvert des vues profondes sur la pathologie et la thérapeutique. Le premier, il chercha à déterminer certains caractères généraux des herbes guérissantes. Ainsi il put affirmer que la vertu curative d'une plante n'appartient pas à l'ensemble des parties constituantes de cette plante, mais à telle matière extractive qui, à l'exclusion de toutes les autres parties, jouit d'une propriété spéciale. Il avait eu l'idée d'isoler, de séparer des corps leur *quintessence*, et il avait découvert que certains végétaux traités par l'alcool abandonnent à celui-ci la partie utile de leur substance. Il n'en fallait pas plus pour qu'on le traitât de fou. On arguait contre lui de sa logomachie, de son mysticisme, de sa théosophie. Sur ce point il donnait prise à ses ennemis. Mais sa théosophie n'était guère moins insensée que la philosophie classique qui régissait alors tout l'enseignement officiel ; et son plus grand tort fut d'abandonner trop souvent les fameux fourneaux qui lui avaient valu les railleries et les malédictions de l'Ecole.

* * *

Peu après Paracelse, surgit un autre grand révolté, Van Helmont, d'autant plus redoutable qu'un long noviciat chez les jésuites de Louvain, l'avait mieux préparé pour la lutte. Celui-là aussi eut la folie d'espérer qu'il trouverait dans un creuset les secrets de la vie, de la maladie et de la mort. Il s'intitulait *philosophus per ignem*. Il avait, comme Paracelse, brûlé ses classiques, les commentateurs de Galien, qui, disait-il, répétaient tous la même chanson, *omnes libros canentes eamdem cantilenam*. Il ne voulut rien admettre que de l'observation et de l'expérience.

Personne encore n'avait affiché un pareil mépris pour toute doctrine. Or il fit de si grandes découvertes ; et c'est seulement dans le courant du siècle actuel qu'on en a su mesurer la portée. Il prouva que la chaleur n'est pas le seul agent de la digestion gastrique, et que, malgré l'acidité du ferment, ce n'est pas l'acidité qui est le ferment lui-même. Il semble que cela ait été écrit hier. Il avait même inventé le *repas d'épreuve*. Le procédé manquait d'élégance : il se faisait vomir plus ou moins longtemps après ses repas, et il examinait les qualités du chyme suivant la nature des aliments ingérés et suivant le temps écoulé entre le repas et le vomissement. Il avait une conception de la *maladie* en général, qui nous le fait voir comme un lointain précurseur de nos contemporains immédiats. Il affirmait le parasitisme : « La maladie, disait-il, est un *être substantiel* qui existe *par lui-même*, qui procède du non être à l'être et qui vit en nous comme en une hôtellerie. Elle engendre des substances détournées du but que la nature leur a fixé ».

Mais il y a mieux encore. Il institua le premier des expériences où intervenait le contrôle *des poids et des mesures*. Paracelse avait prétendu que l'eau, en s'évaporant, s'annihile. Van Helmont prouva le contraire : « J'ai vu l'eau vaporisée se condenser de nouveau, et conserver *exactement* la même quantité qu'auparavant. L'or, à quelque opération qu'on le soumette, se trouve toujours avoir le même *poids*. Quand on décompose le verre, on y trouve toujours la même quantité de sable et de cendre qu'on y avait employée. *Un élément n'en détruit pas un autre.* »

Oser soutenir de telles choses près de 200 ans avant Lavoisier, c'était se mettre ouvertement en rébellion contre toute croyance. Van Helmont, chrétien fervent, mais d'un mysticisme peu orthodoxe, avait beau placer ses œuvres « sous l'invocation d'Adam, de Salomon et de Sainte-Thérèse », on le dénonça à l'Inquisition, et la persécution s'acharna après lui jusqu'à l'empêcher d'assister ses enfants à leur lit de mort.

* * *

Ce n'était pas un progrès négligeable que celui dont Van Helmont dotait la technique biologique, et, s'il n'a pas lui-même tiré plus grand parti de l'expérience exacte, il n'est pas moins vrai qu'il a été le premier à en pressentir et à en indiquer l'utilité. Actuellement nous ne pouvons imaginer qu'on ait jamais pu soutenir l'opinion contraire, car l'emploi des instruments de précision est le moyen et la raison d'être de la technique. Par définition, c'est la technique elle-même. Mais les médecins du XVIe siècle et même ceux du XVIIe étaient trop grands seigneurs pour faire œuvre de leurs dix doigts. Ils étaient savants par droit divin, n'en doutez pas ; leur devise est encore inscrite au fronton de cet amphithéâtre : « Ils tiennent des Dieux les principes qu'ils nous ont transmis. » Cette prétention exorbitante suppléait à l'indigence de leur savoir, les dispensait de toute initiative, favorisait leur incorrigible apathie. Même au chevet des malades, leur technique était nulle. Ainsi ils pouvaient écrire de volumineux ouvrages sur *le pouls*, sans presque jamais parler du nombre des pulsations. Alors que l'usage des montres était déjà répandu, ils se servaient, pour compter le pouls, d'un petit sablier marquant approximativement la durée de la minute, ou, plus souvent encore, à partir de Galilée, d'un petit pendule à balle de plomb qu'ils tenaient à la main. L'astronome Képler avait fait, sur le pouls, d'ingénieux essais de chronométrie. Ils n'y prêtèrent aucune attention. La parole de Galien leur tenant lieu de révélation ; ils s'abandonnaient à leur quiétude paresseuse et hautaine, et semblaient ne se complaire que « dans les saintes ténèbres de la foi ».

Lorsque Harvey leur apporta la lumière, tous d'abord fermèrent volontairement les yeux. Ce factieux qui, lui aussi, s'était abaissé à des besognes manuelles, bravait Galien dès les premiers mots : « Je commence disait-il, par déclarer hautement que je ne dois rien aux philosophes ». Et cependant, tel était le prestige du vieux dogme, que Harvey lui-même tremblait d'y porter la main. Comme le statuaire de la fable, la majesté de son œuvre l'effraya. Il attendit neuf ans avant d'oser la produire au monde. Puis cinquante années encore s'écoulèrent avant qu'un jeune médecin de l'école de Paris, Fagon, risquât son bonnet de docteur en soutenant l'existence de la circulation du sang. A cette époque comme à la nôtre, l'épreuve de la thèse équivalait, ou peu s'en faut, à une formalité. Fagon ne désespérait donc pas d'attendrir ses juges. Contrairement à son attente ils ne lui décernèrent que des éloges, mais, il est vrai, des éloges motivés. Ils avaient bien voulu reconnaître que « pour un aussi étrange paradoxe, le candidat ne s'en était pas mal tiré ».

A dater de la révolution harveyenne, une technique d'un nouveau genre s'introduisit peu à peu dans les habitudes de la médecine courante ; et il ne serait pas difficile d'établir que c'est par cette technique que la clinique scientifique s'est définitivement constituée. Non pas que tout le monde se mit immédiatement à l'œuvre pour créer les engins de diagnostic qui manquaient. Mais, déjà, l'examen des malades, leur interrogatoire, l'analyse des symptômes, la description des cas, la rédaction des observations, bref ce que la fréquentation de l'hôpital peut seule aujourd'hui vous apprendre, devint l'objet d'une méthode jusqu'alors inconnue, dont Baillou — encore un précurseur — avait inconsciemment et comme par hasard jeté les bases, en se conformant simplement aux règles immuables de la médecine hippocratique.

* * *

L'enseignement de la clinique date de cette époque. Pour mesurer l'importance d'un tel événement, il suffit de comparer ce qui était alors à ce qui est aujourd'hui. Le maître racontait à l'élève ce qu'il avait observé ; puis il lui posait la question sacramentelle : *Quid jugeas à propos facere ?* Et le candidat était admis, ou non, selon ses réponses, à revêtir la robe doctorale, et déclaré apte à exercer du jour au lendemain la profession médicale, sans avoir jamais vu de ses yeux un érysipèle ou un furoncle.

L'obligation du stage hospitalier, qu'on vous impose comme le plus impérieux devoir, aurait passé encore, au début du XVIIe siècle, pour une monstrueuse immoralité. Ce n'est pas sans de rudes combats que François de le Böe (surnommé Sylvius) força les portes de l'hôpital de Leyde, pour y faire entrer ses élèves; et si son exemple finit par être suivi partout, ce fut partout avec plus ou moins de résistance.

Mais la technique dont il s'agit ne se résume pas exclusivement dans l'acte de présence pur et simple. Je me figure que Sylvius lui-même a dû connaître cette variété trop nombreuse de stagiaires aux bras croisés, qui, aujourd'hui encore, regardent de loin, auscultent à distance, du pied du lit, et rentrent chez eux convaincus qu'ils ont bien employé leur matinée... Il est rare que la lésion se dénonce; il faut donc aller à sa recherche, et mettre en œuvre toutes les méthodes, tous les procédés de découverte, tous les instruments dont la clinique dispose: le thermomètre le laryngoscope, l'ophtalmoscope, le manomètre, le sphygmographe, tout enfin; car agir, toujours agir, voilà l'essentiel.

Est-ce à dire que le diagnostic clinique ne puisse plus désormais se passer d'une technique instrumentale plus ou moins encombrante? L'excès en tout est un défaut. Parlons encore une fois du stéthoscope. Est-il resté l'instrument que Laënnec jugeait indispensable? Il est si peu indispensable que, lorsque par hasard nous en avons besoin à l'hôpital, presque invariablement vous l'avez oublié chez vous. Et cependant il est probable que, sans cet instrument aussi incommode que mal nommé, l'auscultation serait encore à découvrir. Mais Laënnec avait confiance en la vertu de son « cylindre », et il voulait, à toute force, en tirer le parti qu'il en attendait. Cette idée fixe, cette application opiniâtre devaient développer encore, s'il était possible, les qualités de pénétration et de discernement qui faisaient déjà de lui un observateur incomparable. Il en a été de même pour Duchenne de Boulogne, qui, dans son ingénuité, attribuait libéralement à sa bobine d'induction le mérite d'avoir créé la neuropathologie de toutes pièces. Ai-je besoin de vous rappeler que Duchenne de Boulogne, tout comme Laënnec, ne trouva d'abord, — en dehors de quelques vrais savants, — que des contradicteurs?

Ainsi telle est la puissance de l'esprit conservateur — je parle uniquement de médecine, — que les bienfaits de l'indépendance ne reçoivent guère leur consécration que du Temps, autant vaut dire de l'Histoire. Il n'est pas d'époque où l'on n'ait traité de *paradoxe* tout ce qui n'était pas officiellement admis, convenu et proclamé *classique*. Aujourd'hui l'esprit scientifique est plus avisé; l'histoire l'a encouragé et habitué à avoir moins peur de l'inconnu. La négation *à priori* des faits nouveaux n'est plus un devoir inscrit dans les commandements de l'Ecole. L'opinion se fonde sur des données accessibles à tous, et la Faculté de Médecine, en particulier, ne consulte plus, comme au siècle dernier, la Faculté de Théologie sur « les dangers et l'impiété des inoculations ».

Bien plus même, les événements extraordinaires auquels nous assistons nous ont rendus non seulement moins sceptiques à l'égard des hardiesses du présent, mais plus indulgents envers certaines aberrations du passé. Il n'y a pas dix ans, alors que l'emploi de l'extrait thyroïdien n'avait pas encore été justifié par les résultats les plus étonnants dont puisse se vanter la thérapeutique, Brown-Séquard avait préconisé l'extrait de glandes spermatiques. Quelques-uns le taxèrent de folie; d'autres invoquèrent en sa faveur les circonstances atténuantes qu'on doit à la débilité sénile. Or, au XVIe siècle, quelques esprits forts raillaient déjà les anciens, leurs anciens à eux, et à plus forte raison les nôtres, qui engageaient les asthmatiques à manger du poumon de renard. Pourquoi le poumon *du renard?* Tout simplement parce que le renard ne s'essouffle pas à la course, ce qui est la marque d'un poumon de résistance exceptionnelle. Etait-ce tellement ridicule? Franchement je le crains un peu, mais je n'en jurerais pas. C'était de l'opothérapie au premier chef; et la logique la plus rigoureuse n'avait rien à y redire. Brown-Séquard, lui aussi, se conformait à cette logique, lorsqu'il donnait au taureau la préférence. Il estimait, non sans raison, qu'une glande comme celle du taureau, toujours prête à fonctionner, renferme plus de principes actifs que celle de tel autre animal qui ne s'éveille qu'une fois l'an, pour saluer le retour d'avril.

... Je pourrais, Messieurs, multiplier les exemples de ces sortes de revirements. Mais j'ai hâte de conclure.

* * *

Si les leçons de l'histoire sont le plus souvent sévères pour les médecins, il faut reconnaître, en toute justice, que les chirurgiens ont eu le bon esprit de les prévoir et que leur rôle a été bien plus glorieux que le nôtre.

La raison en est simple : ils travaillaient de leurs mains. Chirurgien ou manouvrier, c'est tout un. Les deux mots ne diffèrent que par le son. Mais ils ont la même constitution et le même sens. Or c'est parce qu'il travaillaient de leurs mains que les chirurgiens d'autrefois étaient méprisés. Ils avaient raison de se plaindre, mais ils avaient tort aussi. Car ils formaient une corporation dont les libertés n'étaient pas entravées par les lois implacables de l'Ecole. Ils avaient le droit de lire tous les « mauvais livres » et ils en usaient. Beaucoup d'entre eux — simples ouvriers ou artisans tenant boutique — étaient des savants de l'érudition la plus vaste. Presque tous pouvaient en remontrer aux médecins. Non seulement ils lisaient, mais ils traduisaient les œuvres des chirurgiens et même des médecins de l'antiquité ; et à l'expérience des siècles ils ajoutaient la leur.

L'histoire de la médecine n'a pas à opposer à l'histoire de la chirurgie de noms plus grands, ni plus justement célèbres que ceux de ces barbiers qui s'appelaient Gérard de Crémone, Guillaume de Salicet, Lanfranc, Guy de Chauliac, Franco, Thiéry de Héry, Ambroise Paré. C'est un chirurgien, Fabrice d'Aquapendente, qui a formé Harvey. C'est un chirurgien — et quel chirurgien ! — Hunter, qui a formé Jenner.

Nous revivrons, Messieurs, avec ces vieux maîtres un temps lointain, dont notre époque ne donne qu'une idée très inexacte et très confuse. Car la médecine et la chirurgie d'aujourd'hui, visant le même but, malgré leurs spécialisations inévitables, ne cherchent qu'à s'entr'aider dans un effort commun. Et comme mon devoir sera d'évoquer les souvenirs du passé et de vous en inspirer le culte, je voudrais terminer cette première leçon en vous donnant un conseil que les ancêtres de la chirurgie me suggèrent. Ce conseil — sans me mettre en frais de citations savantes — c'est l'éternel conseil du Bonhomme, que nous avons tous appris dans notre enfance, et que nous savons tous par cœur, car il nous apporte à tous comme un très doux écho de la voix de nos parents :

.... Vous en viendrez à bout.
Remuez votre champ dès qu'on aura fait l'oût,
Creusez, fouillez, bêchez, ne laissez nulle place
Où *la main* ne passe et repasse.

PARIS.— IMP. V. GOUPY, G. MAURIN SUCC., 71, RUE DE RENNES.

2/1

www.ingramcontent.com/pod-product-compliance
Ingram Content Group UK Ltd.
Pitfield, Milton Keynes, MK11 3LW, UK
UKHW021027200726
13857UKWH00004B/1630